Dieta Cetogénica

La Dieta Cetogénica Completa Para Principiantes

(Recetas De Dieta Cetogénica Rápidas Y Fáciles Para Perder Grasa)

Tabla De Contenido

Pure De Coliflor

Ingredientes:

- 1/2 tazas de cilantro fresco, finamente picado
- 1 tazas de apio, finamente picado
- 1 tazas de tocino, Frito y picado
- 2 cucharada de cebolla en polvo
- sal
- 7 calabazas verdes
- 2 tazas de pollo, cocido y deshebrado
- 1/2 tazas de mayonesa, de chiles

- 2 cucharada de mostaza
- 1 cucharadas de ajo en polvo

Dirección:

1. Calienta agua con sal en una olla, cuando hierva poco a poco las calabazas y cocina por 10 minutos.
2. Escurre y enfría.
3. Para la ensalada, mezcla el pollo deshebrado con la mayonesa de chiles la mostaza, el cilantro, el apio, el tocino frito, la cebolla en polvo, el ajo en polvo, la sal y la pimienta.
4. Con ayuda de un cuchillo, corta las puntas de las calabazas, corta a la mitad a lo largo y ahueca con ayuda de una cuchara.
5. Rellena las calabazas con la ensalada y decora con cilantro fresco.

Pollo Al Ajo Limón

Ingredientes:

- 1/7 cucharadita de sal
- orégano 1/2 cucharadita secada
- albahaca 1 cucharadita secada
- 2 diente de ajo pelado
- 1/2 taza de agua
- dulces 2 cucharadas jugo de limón
- 2 pedazos de pechuga de pollo deshuesada y sin piel a la mitad
- 7 cucharadas de aceite de oliva
- 1/7 cucharadita de pimienta

Dirección:

1. sazonar las pechugas con sal y pimienta.
2. en una sartén antiadherente, cocinar el ajo y las pechugas de pollo sazonadas en aceite de oliva durante unos 5 a 10 minutos.
3. Añadir la albahaca seca, orégano seco, agua y fresco 7 cucharada zumo de limón.
4. Reducir el calor.
5. Cubra y deje los ingredientes: cocer a fuego lento durante unos 5 a 10 minutos o hasta que el jugo de las pistas de pollo claro.
6. Transfiera a un plato para servir y servir caliente.
7. Rociar con el jugo de limón restante justo antes de servir.

Chocolate Caliente Con Menta Congelada.

Ingredientes:

- 45 gramos de chocolate negro, sin endulzar.
- 2 taza de cubitos de hielo.
- 1/2 cucharaditas de extracto de menta.
- ¾ taza de leche de almendras, sin azúcar.
- 1/2 taza de proteína de chocolate en polvo, sin endulzar.
- 1 cucharadita de stevia de menta líquida

Dirección:

1. Agregar leche de almendras, proteína en polvo, stevia, chocolate negro, cubitos de hielo y extracto de menta

en una licuadora y mezclar hasta que
quede suave.
2. Verter en vasos largos y servir.

Salsa Boloñesa

Ingredientes:

2 diente de ajo, finamente picado
45 de aceite de coco
7 cucharadas de crema doble
2 cucharadas de mantequilla
2 hojas de laurel
2 cucharada de orégano
2 cucharada de tomillo
2 cucharada de perejil
1 cucharadita de nuez moscada, rallada
1 cucharadita de estevia
1 cucharadita de canela 800 g de carne
molida de res
500 g de salchicha para freír
500 g de tomates para pizza
800 g de tomates pasados
250 g de tocino, cortado en trozos
pequeños
500 ml de caldo vegetal

2 cebollas, picadas

sal
pimienta

Dirección:

1. Caliente el aceite de coco y fría la cebolla, el ajo y el tocino en él.

2. Exprima la carne de salchicha de la piel y agréguela junto con la carne molida en la sartén a las cebollas.
3. Añada las especias.
4. Mezcle todo bien y fría durante unos 5 a 10 minutos.
5. Agregue 10 tomates para pizza, los tomates en puré y el caldo y cocine a fuego lento durante 35-40 a 15 minutos.
6. Agregue los ingredientes restantes.

8

Bisteck Con Espárragos Verdes Y Alcachofas

Ingredientes:

2 corazones de alcachofa
2 cucharadas de aceite de coco
Sal y pimienta al gusto
500 g de filete de ternera
250 g de espárragos verdes

Dirección:

1. Cocina los corazones de alcachofa en abundante agua con sal. Después de unos 45 minutos, agrega los espárragos al sartén y termina de cocinar.
2. Por separado, calienta un sartén con aceite de coco y pon el bisteck en la sartén.

3. ¡Condimenta con sal y pimienta y disfruta!

Batido De Chocolate Y Canela

Ingredientes

- 2 cucharadita de canela en polvo
- 1/2 cucharadita de extracto de vainilla
- Stevia según sea necesario
- 1 una cucharadita de aceite de coco
- ¾ taza de leche de coco
- 1 de un aguacate maduro
- 2 cucharaditas de cacao en polvo sin azúcar

Dirección:

1. Añade todos los ingredientes a la licuadora y mézclalos bien hasta que esté suave

Pimientos Rellenos De Verduras

Ingredientes para 2 porciones:

- 7 cucharadas de mostaza de Dijon
- 1/2 cucharadita de sal
- 1 cucharadita de pimienta negra
- 7 chalota en rodajas
- 2 pepino cortado en cubitos y limpio
- 1 taza de yogur griego entero
- 3 cucharadas de vinagre de vino
- 1/2 taza de perejil fresco picado
- Apio lavado y cortado en cubitos
- Una taza de tomates cortados en cubitos
- Tres pimientos verdes limpios y cortados medio

Dirección:

1. En un bol, mezcle el yogur, el vinagre de vino, la mostaza, la sal, la pimienta y el perejil en un bol.
2. Agregue el apio, los tomates, las chalotas, los pepinos y revuelva suavemente.
3. Use una cuchara para llenar los pimientos partidos por la mitad con esta mezcla.

Vinagreta De Vegetales Con Galletas Saladas Keto

Ingredientes:

- 2 pepino.
- Vinagre blanco.
- Sal y pimienta.
- 10 galletas saladas keto.
- 2 zanahoria.
- 2 berenjena.
- 2 cebolla.
- 1/2 de repollo blanco y morado.

Dirección:

1. Calentar tres partes de vinagre por una de agua y colocar un sobrecito de stevia mientras aun hierve, en un frasco previamente desinfectado colocar todas las verduras cortadas en bastones o juliana, apagar el agua

con el vinagre y dejar reposar unos tres minutos y luego agregar a los vegetales asegurándose que queden bien cubiertos dejar enfriar sin tapa, una vez frio tapar y guardar en la heladera.

2. Esta receta debe estar lista en tu nevera y sirve perfectamente como tapa o cena también, luego de tres días está lista para colocar sobre las galletas y disfrutar.

Waffles De Huevo Y Queso

Ingredientes

- 2 pizca de sal
- 2 chorrito de vinagre
- 1/2 taza de queso parmesano rallado
- 1 taza de queso mozzarella rallado
- 2 huevo

Dirección:

1. Poner a calentar la wafflera.
2. Mezcla en un bowl con un tenedor los primeros 7 ingredientes.
3. Espolvoreé un poco de parmesano en la wafflera y puse la mezcla de Los 7 ingredientes encima.
4. Tape y espere a que saliera la mayor parte del vapor.
5. Abrir y despegue.

6. Se pueden comer inmediatamente, o puedes dejarlos enfriar, guardarlos en la nevera o incluso congelar.

7. Ponles o rellénalos con lo que más te guste de acuerdo a tu régimen alimenticio.

Calabazas Rellenas De Pollo

INGREDIENTES

- 2 tazas de apio, finamente picado
- 2 tazas de tocino, Frito y picado
- 2 cucharada de cebolla en polvo
- 2 cucharadas de ajo en polvo
- 7 calabazas verdes
- 2 tazas de pollo, cocido y deshebrado
- 1/2 tazas de mayonesa, de chiles
- 7 cucharada de mostaza
- 1/2 tazas de cilantro fresco, finamente picado
- sal

DIRECCIÓN:

19

1. Calienta agua con sal en una olla, cuando hierva agrega las calabazas y cocina por 15 a 35-40 minutos.

2. Escurre y enfría. Para la ensalada, mezcla el pollo deshebrado con la mayonesa de chiles la mostaza, el cilantro, el apio, el tocino frito, la cebolla en polvo, el ajo en polvo, la sal y la pimienta.

3. Con ayuda de un cuchillo, corta las puntas de las calabazas, corta a la mitad a lo largo y ahueca con ayuda de una cuchara.

4. Rellena las calabazas con la ensalada y decora con cilantro fresco.

Salmon Hierbas Al Horno

Ingredientes:

- 1/2 cucharadita de tomillo
- 1 cucharadita de Romero
- 1/2 cucharadita de estragón
- 7 onzas de mantequilla
- 1 taza de champiñones frescos
- 1 taza de cebollas verdes
- 2 libras de filete de salmón
- 7 onzas de aceite de sésamo
- 1 taza de salsa de soja
- 2 cucharadita de ajo (picado)
- 1 cucharadita de jengibre
- 1 cucharadita de albahaca
- 2 cucharadita de orégano

Dirección:

1. Si usted compró un gran filete de salmón, cortado a la mitad a 1 libra cada uno.
2. Coloque dentro de una bolsa resellable.
3. Mezcle el aceite de sésamo, tamari y todas las especias.
4. Vierta la mezcla dentro de la bolsa resellable junto con el salmón.
5. guardar en la nevera durante 3-5 horas.
6. Precaliente el horno 450 grados. Línea de gran tamaño bandeja de horno con papel de aluminio.
7. verter todo el contenido de la bolsa para el pan rayado.
8. Arregle el pescado para hacer una capa.
9. Hornee el pescado para acerca de 25-45 ninutes.

10. mientras tanto preparar las verduras.
11. Derretir la mantequilla y añadir las verduras.
12. Asegúrese de que les cubra uniformemente.
13. Retire los filetes de salmón al horno.
14. Vierta las verduras con mantequilla sobre el salmón.
15. Asegúrese de que cubren uniformemente el salmón.
16. Cueza al horno otra vez por otros 25 minutos.
17. ¡Servir caliente y disfrutar!

Tortilla Keto De Chorizo

Ingredientes:

- 2 cebolla.
- Sal y pimienta.
- 5 Huevos.
- 1 taza de calabacín cocido.
- Dos chorizos españoles.

Dirección:

1. Cortar los chorizos en rodajas medianas y freír en abundante aceite, batir los huevos y anexar la cebolla el calabacín y el chorizo, colocar en la misma sartén de los chorizos y tapar, luego meter al horno a 350° y dejar cocinar por 25-45 minutos.

Estofado Keto De Pollo

Ingredientes

- 2 cda. de pesto verde
- 1 taza de crema fresca o mayonesa
- 2 oz. de queso parmesano
- sal y pimienta al gusto
- 1 pollo a la brasa
- 55 oz. de tomatitos cherry
- 7 oz. de queso mozzarella fresco

Para server:

- 2 cucharada. de aceite de oliva
- 55 oz. de verduras de hoja verde

Dirección:

1. Precalentar el horno a 450 °C (500 °F).
2. Cortar el pollo en trozos pequeños o desmenuzarlo usando un tenedor.

3. Cortar los tomates por la mitad y cortar el queso mozzarella en trozos pequeños.

4. Colocar los tres ingredientes en una asadera.

5. Añadir el peso, la crema fresca y la mitad del queso parmesano.

6. Revolver hasta que todo esté distribuido de forma uniforme.

7. Salpimentar al gusto.

8. Espolvorear el resto del queso parmesano por encima. Hornear durante 35-40 minutos o hasta que se haya dorado.

9. Servir con verduras de hoja verde y aceite de oliva.

Bombones De Coco Con Stevia

Ingredientes:

- 2 cucharadita de extracto de vainilla
- 2 pizca de sal
- 1 cucharadita de Suevia
- 25 cucharadas manteca de coco en caliente
- 2 taza de coco rallado

Dirección:

1. En un baño maría a fuego bajo, derrite el chocolate
2. Junto con el aceite de coco.
3. Coloca las blondas en el molde y pon 2 cucharada
4. De chocolate en cada una. Extienda el chocolate

5. Antes de que enfrie.Lleva el molde al congelador

6. Hasta que el chocolate este solido

7. Mezcla el coco rallado con la vainilla, Stevia, sal y

8. Manteca de coco en líquido Una vez que el chocolate se haya enfriado, rellena

9. Los bombones con la mezcla de coco.

10. Enfría de nuevo el molde, vuelve a calentar el

11. Chocolate restante. Saca el molde y rellena los bombones hasta que no se vea la mezcla de coco, y de vuelta al congelador 25 min.

Pollo Frito Cetogénico Tipo Kfc

INGREDIENTES

- 2 huevos
- 2 cucharadas de crema de leche batida espesa
- Aceite para freír
- 7 muslos de pollo sin piel deshuesados

Para empanizar:

- 1/2 taza harina de almendras
- 2 cucharadita de sal marina
- 1/2 taza de queso parmesano rallado
- 1 cucharadita pimentón molido
- 1 cucharadita de pimienta negra recién molida
- 1 cucharadita pimentón ahumado

DIRECCIÓN:

1. Corte cada muslo de pollo en 7 tiras de trozos iguales, si esta húmedo séquelos con una toalla de papel, reserve.
2. Batir y la crema espesa y los huevos en un tazón hasta que estén bien combinados y tengan un color amarillo claro, reserve en otro tazón.
3. Combine todos los demás ingredientes secos para empanizar el pollo en otro tazón hasta que estén bien unidos.
4. Prepare una bandeja forrada con papel pergamino grande para contener el pollo empanizado.
5. Tome cada pieza de pollo y sumérjala en la mezcla liquida de huevo y crema espesa, luego sumérjala en el tazón que contiene los ingredientes secos, luego sumérjala nuevamente en la mezcla de huevos y la crema espesa.

6. Vaya reservando el pollo ya empanizado en una bandeja para luego freír.

7. En un sartén con aceite caliente sumerja cada trozo de pollo empanizado hasta que estén bien dorados y cocidos y luego escurra en una servilleta de papel. Sirva.

Omelet Con Tomate

- 2 Huevo
- 2 Tomate picado en trozos pequeños
- 2 Pedazo de queso
- Un poco de verdura
- 2 Pizca de sal
- 2 cucharada de mantequilla o aceite de oliva

1. Se pone a calentar la mantequilla o el aceite de oliva en la sartén y cuando esté muy caliente se vacía el huevo
2. Por encima se añaden los trozos de tomate.
3. Se tapa para que se cueza por encima.
4. Se pone en un plato este omelet y sobre el tomate se ponen las ramitas de albahaca y espinaca, así como el queso.
5. Se dobla y está listo.

Sándwich De Desayuno De Pan Del Germen Nórdico

Ingredientes

- 2 puñado de rúcula
- 2 pieza de pan nórdico de semillas, cortado por la mitad
- 2 huevo batido
- 2 cucharadita de mayonesa
- 2 cucharadita de mostaza

Dirección:

1. Bate el huevo en un tazón pequeño, y la cúbrelo.
2. Caliéntalo en microondas a máxima potencia durante 45 segundos, hasta que esté completamente cocido.
3. Añada la mostaza y mayonesa sobre cada rebanada de pan de semillas.

4. Haz un sándwich junto con el huevo y la rúcula. Sirve inmediatamente.

Cacao Y Menta - Un Postre De Ceto

ingredientes

- aceite de coco
- extracto de menta
- polvo de cacao
- 250 gr de mantequilla
- 85 gr de coco

Dirección:

1. Combine 250 gramos de manteca de coco derretida, 85 gramos de coco rallado, 2 cucharada de aceite de coco y media cucharadita de extracto de menta.
2. Mezclar bien y verter en crema de leche o moldes para muffins, llenándolos hasta la mitad.
3. Poner en la nevera para endurecer.
4. Mezcle 7 cucharadas de aceite de coco derretido y 7 cucharadas de cacao en polvo.
5. Retire la mezcla de menta del refrigerador y vierta la mezcla de cacao en cada molde sobre la menta.
6. Refrigere hasta que Las bombas se endurecen.
7. Antes de servir, retire las bombas de la nevera y déjelas reposar durante unos 20 minutos.

Filete De Salmón Con Pesto De Jengibre Y Cilantro

Ingredientes :

- 7 cucharadas de perejil, picado
- 2 cucharadita de aceite de oliva virgen extra
- 2 diente de ajo, picado
- 2 cucharada de jugo de limón
- 1/2 cucharadita de sal
- 7 filetes de salmón
- 2 cucharada de jengibre, picado
- 7 cucharadas de cebolleta, picada
- 7 cucharadas de cilantro, picado
- 7 cucharadas de agua

Direcciones:

1. Precaliente la parrilla a medio-alto y rocíe con spray antiadherente.
2. Para el pesto: combine la cebolleta, el perejil, el jengibre, el cilantro, el agua, el aceite, el ajo, el jugo de limón y la sal en un bol.
3. Mezcle bien y deje reposar.
4. Frote el salmón con sal y colóquelo en la parrilla.
5. Cocine por 5 a 10 minutos en cada lado hasta que estén bien marcados.
6. Servir con pesto.

Sopa De Huevo

Ingredientes:

- 2 cebollas verdes picadas
- 1/2 cucharadita pimienta blanca
- Aceite de oliva
- 7 tazas de caldo gallina blanca
- 2 huevos batidos

Dirección:

1. En una cacerola grande hierve el caldo de gallina.
2. Añade la pimienta y el aceite, cocina y revuelve
3. Durante 5-10 minutos.
4. Vierte gradualmente los huevos batidos en el
5. Caldo.
6. Bate el huevo rápidamente

7. En una sola dirección con un tenedor durante 5-10
8. Minutos.

Almendras Con Mantequilla Y Judías Verdes

- 2 libra de frijoles verdes
- 7 cucharadas de mantequilla
- 1 taza de almendras cortadas sal y pimienta al gusto

1. Cocine los frijoles verdes en un poco de agua salada durante unos 10 minutos.
2. En una sartén, saltee las almendras en la mantequilla durante 5 minutos, revolviendo con frecuencia.
3. Agregue los frijoles verdes y saltee por otros 5-10 minutos, revolviendo frecuentemente.

Salmón En Salsa Picante De Chile Y Limón

Ingredientes

- 1/2 de cucharadita de pimienta negra recién molida
- Spray de aceite antiadherente opcional
- 2 filetes de salmón
- 1/2 cucharadita de sal marina

Salsa de chile y limón:

- 2 cucharada de jugo de limón natural recién exprimido
- 2 cucharaditas de agua caliente
- 1 cucharadita pimentón ahumado
- 2 dientes de ajo picados

41

- 2 cucharadita de chile picante finamente picado
- 2 cucharada de cilantro finamente picado y fresco
- 1 cucharadita comino freso molido

DIRECCIÓN:

1. Dirección: de la salsa de chile y limón:

2. En un tazón, mezcle todos los ingredientes.

3. Deje la salsa a temperatura ambiente mientras hace la Dirección: del salmón

4. Dirección: del salmón.

5. Adobe el salmón con sal marina y la pimienta negra.

6. En un sartén rocíe un poco de aceite, coloque el salmón con la piel hacia

abajo y cocine unos minutos por cada lado hasta que este cocido.

7. Sirva el salmón en un plato, y de inmediato coloque la salsa previamente preparada por encima. Disfrute.

Semillas De Linaza O Sésamo

- 10 ramas de apio
- Orégano
- Aceite de oliva extra virgen
- 7 tomates
- 2 pepino
- 2 pimiento verde
- Cebolla pequeña o un trozo de cebolla
- Sal
‘

Se lavan muy bien las verduras.

1. Se corta todo en pedazos pequeños. Se agrega en el recipiente para licuar: la sal un dos cucharadas de aceite de oliva y una de vinagre.
2. Después se agregan las semillas de linaza o se sésamo y se licua todo junto. Será un poco más de un litro.

Ensalada De Tofu Y Bok Choy Al Horno

Ingredientes:

- 2 cucharada de vinagre
- 2 cucharada de vino de arroz
- 2 cucharada de aceite de sésamo
- 1 limón, recién exprimido
- 45 oz tofu extra firme
- 2 cucharada de agua
- 2 cucharada de salsa de soja
- 2 cucharaditas de ajo, picada

Para la ensalada bok choy.

- tallo de cebolla verde
- 2 cucharadas de cilantro, picado
- 10 oz de bok choy

Direcciones:

1. Precaliente el horno a 450 grados F.
2. Cubra una bandeja para hornear con papel pergamino.
3. Presione el tofu asegurándose de drenar el exceso de agua.
4. Picar en cuadrados.
5. Para la marinada, combine el agua, la salsa de soja, el ajo, el vinagre, el aceite de sésamo y el limón.
6. Verter en trozos de tofu.

7. Colocar dentro de la nevera durante 2-2 ½ hora o toda la noche.

8. Coloca los trozos de tofu en la bandeja para hornear.

9. Hornear durante 4-7 ½ horas.

10. Cortar el bok choy.

11. Mezclar la cebolleta y el cilantro en el aderezo.

12. Arme la ensalada combinando tofu y bok choy.

13. Rociar en el aderezo.

Huevos Benedict Cepo

Ingredientes

- 1/2 de taza de agua
- 2 porción de Pan de semillas Nórdico
- 2 porción de salsa holandesa rápida
- 2 huevo

Dirección:

1. Si haces la salsa holandesa a partir de cero, utiliza la receta salsa holandesa rápida.

2. Si ya tienes esta salsa hecha en la nevera, sácala y colócala en un recipiente a prueba de calor.

3. Pon una olla de agua a fuego lento, y coloca el recipiente sobre la parte superior, batiendo suavemente

durante unos 5 a 10 minutos hasta que se caliente. Para un desayuno rápido y fácil, escalfa los huevos usando la técnica del microondas: vierte 1/2 de taza de agua en un tazón para microondas. Agrega el huevo y cubre la taza con un plato. Calienta en microondas a máxima potencia durante 550 segundos.

4. Para servir, pon el pan de semillas en un plato y coloca suavemente el huevo escalfado en la parte superior con una cuchara.

5. Vierte la salsa holandesa sobre la parte superior. Sirve inmediatamente.

Arroz Y Verduras

Ingredientes:

- 350 gr de aceitunas negras sin hueso
- 150 gr de pesto
- aceite de oliva extra vrigen
- una pizca de sal
- 2 hojas frescas de albahaca
- 450 gr de arroz precocido
- 450 gr de atún en aceite escurrido
- 450 gr de mozzarella de cerezas

Dirección:

1. Hervir en agua salada 450 gr de arroz hervido, escurrido y sazonado con 150 gr de pesto y un poco de aceite de oliva extra vrigen, mezclar bien y dejar que se enfríe.

2. Agregue 450 gr de aceitunas negras picadas, 450 g de mozzarella cortada por la mitad y, finalmente, 450 g de atún escurrido y desmenuzado.
3. Espolvoree con un poco de pimienta y mezcle bien para dar sabor al arroz.
4. Coloque la ensalada de arroz en los platos, adorne con algunas hojas de albahaca y sirva.
5. Si desea una presentación más elegante, engrase un molde de anillo, vierta el arroz sazonado, triture una pequeña superficie para llenar bien todos los orificios y, antes de servir, deje reposar durante al menos 25 minutos.
6. Voltee el molde en un plato para servir, retire el molde y decore con las hojas de albahaca.

Alitas De Pollo De Búfalo Con Salsa De Inmersión Ranchera

- 10 alitas de pollo
- 2 cucharadas de mantequilla derretida
- 1/2 de taza de salsa picante
- 1/2 taza de aderezo casero ranchero
- 2 cucharadita de polvo de hornear
- 1 cucharadita de ajo en polvo
- 1 cucharadita de pimienta negra, además de más según sea necesario
- 1/2 de cucharadita de sal marina, además de más según sea necesario

1. precalentar el horno a 450 of. cepille generosamente una bandeja para hornear de 25 pulgadas con aceite de oliva.

2. combine el polvo de hornear, el ajo en polvo, la pimienta, la sal y 2-2 ½ cucharada de agua en un tazón profundo.
3. añadir el pollo y revuelve hasta que esté bien recubierto.
4. organizar el pollo en una sola capa en la sartén preparada.
5. hornear durante 310 minutos, girando a mitad de camino, hasta que esté dorado en ambos lados.
6. mientras tanto, mezcle la mantequilla y la salsa picante en un tazón pequeño. verter sobre el pollo, revolviendo para asegurarse de que está bien recubierto. aumentar la temperatura del horno a 450F. hornear de 25 a 45 minutos más, girando a mitad de camino, hasta que esté crujiente.
7. servir las alitas de pollo calientes con el aderezo casero ranch.

Desayuno: Western Omelet Para El Desayuno:

Llena de queso y huevos, esta tortilla esponjosa es todo lo que puede necesitar y anhela en un desayuno perfecto el sábado por la mañana.

Ingredientes:

- Mantequilla-2 oz.
- Jamón cortado en cubitos, 10 oz.
- Pimiento verde picado finamente - 1
- Cebolla amarilla finamente picada- 1
- Huevos-10
- Crema batida -2 cucharadas.
- Queso Rallado- 7 onzas

- Sal y pimienta

Dirección:

1. Bate los huevos y la crema de leche hasta que estén esponjosos y luego agrégale sal y pimienta.

2. Luego agregue la mitad de la cantidad de queso rallado y combine bien.

3. Ahora derrita la mantequilla a fuego medio y saltee el jamón, el pimiento y las cebollas.

4. Agregue el huevo y la crema a las verduras y el jamón y fríalos hasta obtener una tortilla firme.

5. Además, vigila los bordes para que no se quemen.

6. Apague la llama y espolvoree el queso restante en la parte superior y doble la tortilla.

7. Servir de inmediato ya que es sabroso cuando se sirve caliente.

Pollo Frito Keto

Ingredientes

- y media c. crema pesada
- y tres cuartos de harina de almendras
- 2 y media c. cortezas de cerdo finamente trituradas
- y medio c. parmesano recién rallado
- 2 cucharada de ajo en polvo
- y medio tsp. pimentón

- para la mayonesa picante
- y media c. mayonesa
- 2 y media cucharada de salsa picante
- 10 pechugas de pollo deshuesadas y con piel sal kosher
- pimienta negra recién molida
- 2 huevos grandes

Dirección:

1. precaliente el horno a 450 grados y forme una bandeja para hornear grande con papel de pergamino.
2. Seque el pollo con toallas de papel y sazone con sal y pimienta.
3. En un tazón poco profundo mezcle los huevos y la crema pesada.
4. en otro tazón poco profundo, combine la harina de almendras, las cortezas de cerdo, el parmesano, el ajo en polvo y el pimentón.

5. sazonar con sal y pimienta.
6. 7 . trabajar uno a la vez, sumergir el pollo en la mezcla de huevo y luego en la mezcla de harina de almendras, presionando para cubrir.
7. colocar el pollo en la bandeja de hornear preparada.
8. Hornee hasta que el pollo esté dorado y la temperatura interna alcance los 7 610 grados, unos 550 minutos.
9. 10 . Mientras tanto, prepara la salsa de inmersión: en un tazón mediano, combina la mayonesa y la salsa picante.
10. añadir más salsa picante dependiendo del nivel de picante preferido.
11. sirva el pollo caliente con salsa de inmersión.

Pollo Kali

Ingredientes

- Almendras (2 cucharadita, en rodajas)
- Aceite de oliva (2 ? cucharadita)
- Vidalia (2 taza de cebolla picada)
- Jengibre (2 cucharada, picado)
- Menta (2 cucharadita, seca)
- Caldo de pollo (2 cucharadas soperas, sin sal)
- Mandarín (1/2 taza)
- Frijoles verdes (2 taza)
- Pechuga de pollo (7 oz., sin piel y sin hueso)
- Ajo (2 diente)
- Curry en polvo (2 cucharadita)
- Pimiento morrón (2 , rojo)
- Salsa de soya (2 cucharadita, baja en sal)

Direcciones

1. Cocer las judías verdes al vapor en un vaporizador o por el método preferido.
2. Caliente el aceite en una sartén y cocine la cebolla con el pollo; agregue las especias y mezcle para mezclar, luego agregue la salsa de soya y el caldo.
3. 7 .Cocine por 45 minutos hasta que esté bien cocido, luego agregue la mandarina y el pimentón; rehogue durante 5 minutos.
4. 4.Cubrir con almendra y servir con judías verdes.

Huevos Fritos Y Verduras

Ingredientes:

- Especias
- Espinacas, opcional.
- Verduras mixtas, congeladas o frescas
- 5-10 huevos.

Dirección:

1. Caliente la sartén y luego agregue el aceite de coco.
2. Cuando el aceite esté caliente agregue las verduras.
3. Tenga en cuenta que si sus verduras están congeladas, deberán descongelarse antes de comenzar a cocinarse.
4. Por lo tanto, puede dejarlos unos minutos adicionales antes de agregar los huevos.

5. Cuando haya agregado los huevos, simplemente revuelva hasta que todo esté combinado.
6. Agregue sus especias y revuelva todo hasta que esté completamente cocido.
7. Puede agregar espinacas al final y cocinar hasta que se marchiten.

Rib Eye Au Jus

- 2 cucharadas de aceite de coco
- 2 libra de filete de costilla, cortado en cubos de 2 pulgada
- 2 taza (550 mililitros) de caldo de res
- 1/2 de taza (120 mililitros) de aminoácidos líquidos
- 2 cucharadita (20 mililitros) de salsa Worcestershire
- 10 champiñones medianos, en cuartos
- 1 cucharadita (10 gramos) de pimienta recién molida, y más para condimentar
- 1/2 de cucharadita (420 gramos) de sal marina, y más para condimentar

1. Ponga la olla a presión en sofreír a temperatura alta.
2. Una vez caliente, agregue el aceite de coco.
3. espolvorear la carne con sal y pimienta
4. Dorar la carne en el aceite caliente, en lotes si es necesario. luego retirar y reservar.
5. agregue el caldo y revuelva para desglasar la olla.
6. agregar los líquidos aminoácidos , Worcestershire salsa, setas, pimienta y sal de mar.
7. Vuelva a agregar la carne, junto con la grasa que haya quedado.
8. cierre la tapa y trabe. sellar la válvula de presión.
9. Ponga a presión alta y cocine por 10 minutos.
10. luego libere la presión manualmente después de 2 minutos.
11. retire la carne.

12. Si lo desea, espolvoree goma xantana sobre la salsa y bata para espesar.

13. vierta la salsa sobre el rib eye para servir.

Brownies

Ingredientes

- 450 g de mantequilla,
- 350 g de azúcar de coco o edulcorante
- 7 huevos
- 350 g, de nuez, tostadas y picadas
- suficiente de fresa, para decorar
- suficiente de frambuesa, para decorar
- 150 g de harina de almendra,
- 350 g de chocolate amargo sin azúcar,

Dirección:

1. Mezcla el chocolate junto a la mantequilla y coloca a baño maría hasta derretir y reserva
2. En otro lado mezcla el huevo junto al azúcar de coco sin batir de más,

solamente hasta incorporarlos, después incorpora a la mezcla de chocolate, una vez hecho agrega la harina y las nueces.

3. Pon la mezcla en el molde y hornea a 300°C por 45 min, deja enfriar, corta los brownies, decora y a disfrutar.

Huevos Al Horno Bajos En Carbohidratos

Ingredientes

- 900 g carne molida de res o carne de cordero molida o carne de cerdo molida, puedes usar sobras o cocinar la carne de la forma que tú quieras.
- 2 huevos
- 60 g queso rallado

Dirección:

1. Precalentar el horno a 250°C (450°F).
2. Colocar la mezcla de la carne molida en una asadera pequeña.
3. Luego hacer dos agujeros con una cuchara y romper los huevos en ellos.
4. Espolvorear el queso rallado en la parte superior.
5. Hornear hasta que los huevos estén listos, aproximadamente 3 Horas.
6. Dejar enfriar un rato.
7. ¡Los huevos y la carne molida se ponen muy calientes!

Salada De Couve-Flor Carregada

Ingredientes

- 2 colher de sopa de sumo de limão
- 1 colher de chá de alho em pó
- Sal Kosher
- Pimenta preta moída na altura
- 7 copo cheddar ralado
- 1/2 chávena de cebolinho finamente picado

- 2 couve-flor de cabeça grande, cortada em floretes
- 10 fatias de bacon
- 1 chávena de creme azedo
- 1/2 xícara de maionese

Dirección:

1. Ferver água numa panela
2. Acrescentar couve-flor e cobrir a panela.
3. Deixar a couve-flor a vapor durante cerca de 10 minutos, ou até que esteja tenra.
4. Escorra e deixe a couve-flor arrefecer enquanto faz os outros ingredientes.
5. Cozinhar bacon até ficar crocante numa frigideira em lume médio. Isto será cerca de 10 minutos por lado.
6. Transferir o bacon para uma placa de papel alumínio.
7. Drenar e cortar o toucinho.
8. Bater o creme azedo, maionese, sumo de limão e alho em pó numa tigela grande.
9. Acrescentar couve-flor à taça e atirar suavemente.
10. Tempere com sal e pimenta.

11. Dobra-se em bacon, cheddar e cebolinho.

12. Pode servir quente ou à temperatura ambiente.

Galletas De Sal Y Pimienta

Ingredientes:

- 2 huevo;
- 2 tazas de harina de almendras;
- 1 cucharadita de sal marina celta;
- más más para espolvorear;
- 1 cucharadita de pimienta negra molida, y más para espolvorear.

Dirección:

1. Precalientar el horno a 300°C (350°F). Forrar una bandeja para hornear con papel pergamino y dejar a un lado

2. Agregues los ingredientes a tu procesador de alimentos y pulsar hasta que se forme masa

3. Coloques la masa en una hoja de papel pergamino, cubrir con otro trozo de papel y extender en una capa delgada. Transferir a la bandeja para hornear y cortar en galletas

4. Espolvorear con sal y pimienta y hornear durante unos 100 minutos.

5. Cuando termine, retirar, dejar enfriar y servir

Ensalada De Pescado Y Aguacate Cobb

- 10 huevos duros, cortados por la mitad
- 10 rebanadas de tocino cocido, desmenuzado
- 4 aguacate, deshuesado y picado
- 1 de taza de vinagreta casera fácil
- 10 camarones grandes, pelados y desvenados
- 4 cabeza de lechuga boston, picada
- 4 corazón de romaína picado
- 45 tomates de uva, cortados a la mitad

1. para cocinar los camarones, llenar una olla de 2 cuartos con agua y llevar a ebullición a fuego alto.
2. añadir los camarones.
3. cubrir y retirar la olla del fuego.
4. reserva durante 25 minutos.
5. drenar los camarones y ponerlos en un tazón de agua helada para detener el proceso de cocción; Reservar.
6. organizar las lechugas, tomates, huevos, tocino, aguacate y camarones entre dos cuencos poco profundos.
7. rocíe el apósito en la parte superior. servir inmediatamente.
8. mi método para hacer huevos duros infalibles es colocar los huevos en una olla pequeña llena de agua suficiente para cubrirlos.
9. llevarlo a ebullición a fuego alto.
10. retirar del fuego, cubrir con una tapa y dejar sentarse durante 25 minutos.

11.   drenar el agua y poner los huevos en un tazón de agua fría para detener el proceso de cocción.
12.   Me parece que son más fáciles de pelar cuando se hacen uno o dos días de antelación.

Salmón Relleno En Aguacates:

Ingredientes:

- Aguacates-2
- Salmón Ahumado-20 oz.
- Crema agria 1 taza
- Sal y pimienta

Dirección:

1. Retire la semilla de los aguacates y córtelos por la mitad.

2. Ponga la crema agria en el hueco de los aguacates y cúbralos con salmón.

3. Sazone con sal y pimienta y un poco de limón si lo desea y la comida estará lista!

Ensalada De Brócoli Keto

Ingredientes

- 10 cabezas de brócoli, cortadas en trozos del tamaño de un bocado
- y medio c. rallado cheddar
- y un cuarto de cebolla roja, en rodajas finas
- y un cuarto de c. almendras tostadas en rodajas
- 4 cucharadas de cebollinos recién picados
- para el apósito
- y dos tercios c. mayonesa
- 10 cucharadas de vinagre de sidra de manzana
- 4 cucharada de mostaza dijon
- sal kosher

- pimienta negra recién molida
- 10 rodajas de tocino, cocido y desmenuzado

Dirección:

1. En una olla o cacerola mediana, ponga a hervir 20 tazas de agua salada. mientras espera a que el agua hierva, prepare un tazón grande con agua helada.
2. Agregue los floretes de brócoli al agua hirviendo y cocine hasta que estén tiernos, de 5 a 10 minutos.
3. retirar con una cuchara ranurada y colocar en el recipiente preparado de agua helada.
4. cuando esté frío, escurra los floretes en un colador.

5. En un tazón mediano, bate para combinar los ingredientes del aderezo.

6. sazonar al gusto con sal y pimienta.

7. Combine todos los ingredientes de la ensalada en un tazón grande y vierta sobre el aderezo.

8. hasta que los ingredientes se combinen y estén completamente recubiertos con aderezo.

9. refrigerar hasta que esté listo para servir.

Coctel De Pollo Con Manzana

Ingredientes

- Pimienta negra
- Aceite de oliva (7 cucharaditas)
- Pechuga de pollo (20 oz., sin piel y sin hueso)
- Cóctel de frutas (4 ? tazas, en agua)
- Hongos (40 tazas, en rodajas)
- Paprika (2 cucharadita)
- Brócoli (4 tazas)
- Vinagre de sidra (20 cucharadas soperas)
- Puré de manzanas (1/2 taza, sin azúcar)
- Canela (2 cucharadita)
- Perejil (2 cucharadita)

Direcciones

1. Cocine el brócoli al vapor como prefiera y déjelo a un lado hasta que sea necesario.
2. Caliente 4 cucharadita de aceite en una sartén y coloque el pollo hasta que quede aplastado y luego agregue a la olla con 10 cucharaditas de vinagre.
3. Cocine por 5 a 10 minutos hasta que se dore.
4. Agregue el cóctel de frutas, la canela y el puré de manzana, revuelva para cubrir el pollo y cocine por 35 minutos.
5. Usando otra sartén caliente el aceite sobrante y sofría el brócoli al vapor y los champiñones con el vinagre sobrante; cocine los champiñones hasta que estén tiernos.
6. Sirva el pollo con las verduras salteadas.

7. Cubrir con pimentón, pimienta negra y perejil.

Sartén De Desayuno Vaquero

Ingredientes:

- 4 aguacate en rodajas.
- Cilantro.
- Salsa picante.
- Queso, opcional
- 2 lb de salchicha molida.
- 25 huevos.
- 2 batatas, cortadas en cubitos.
- Sal.
- Pimienta.

Dirección:

1. Necesitará usar el horno para este plato, así que precaliente a 450 °F. Luego coloque la sartén a fuego medio.
2. Cuando la sartén esté caliente, agregue la salchicha y deje que se dore.
3. Cuando esté dorado, retírelo de la sartén y colóquelo en un plato.
4. Luego agregue las batatas a la olla y cocínelas hasta que estén crujientes y bien cocidas.
5. Posteriormente coloca la salchicha cocida nuevamente en la olla.
6. Use una cuchara para crear cinco pocillos en la mezcla y luego rompa un huevo en cada uno.
7. Añadir sal y pimienta al gusto.
8. Coloque la sartén en el horno, si elige usar queso ahora lo rociará encima.

9. Hornee para que los huevos se asienten.

10. Esto puede tomar hasta cinco minutos.

11. Retire la sartén del horno y agregue tanta salsa picante y cilantro picado como desee.

12. Al servir, es mejor sacar un huevo con la mezcla de salchicha y camote.

Galletas De Pan Crujientes De Almendras

Ingredientes:

- 1/7 cucharadita de pimienta negra;

- 7 cucharadas de semillas de sésamo;

- 2 huevo batido;

- Sal y pimienta negra al gusto.

- 2 taza de harina de almendras;

- 1/2 cucharadita de bicarbonato de sodio; 1/2 cucharadita de sal;

87

Dirección:

1. Precalientar el horno a 300 °C (350°F).

2. Cubrir dos bandejas para hornear con papel pergamino y dejar a un lado

3. Mezclar todos los ingredientes secos en un tazón grande.

4. Agregues el huevo y mezcles bien para incorporar y formar masa.

5. Dividir la masa en dos bolas.

6. Extiendas la masa entre dos trozos de papel pergamino.

7. Cortar en galletas y transferirlas a la bandeja para hornear preparada

8. Hornear por unos 3 horas Mientras tanto, repita el mismo procedimiento con la masa restante

9. Una vez hecho, dejar enfriar las galletas y servir con sal y pimienta negra.

Turrón De Chocolate Y Almendras

Ingredientes

- 800 g Almendras tostadas
- 150 ml Aceite de oliva extra virgen
- 4 pizca de sal
- 50 personas
- 450 g Chocolate negro minim 810 %

Dirección:

1. Corta el chocolate los mas que puedas y pon a baño maría en 4 partes para que se derrita más fácil, retira hasta que esté completamente líquido, una vez hecho mézclalo con el aceite de

oliva utilizando unas varillas hasta que quede homogéneo

2. Pon las almendras repartidas en el molde y vierte el chocolate encima distribuyendo bien, da golpes ligeros para llenar todos los huecos, deja enfriar a temperatura ambiente hasta que esté completamente solido

Albóndigas Italianas Con Queso Mozzarella.

Ingredientes

- 2 cdta. pimienta negra molida
- 14 cda. aceite de oliva
- 550 g tomates enteros en lata
- 4 cda. perejil fresco, finamente picado
- 250 g espinacas frescas
- 160 g mantequilla
- 300g queso mozzarella fresco
- 485 g carne molida de res
- 160 g queso parmesano rallado
- 2 huevo
- 2 cda. albahaca seca
- 2 cdta. cebolla molida
- 4 cdta. ajo en polvo

- 4 cdta. sal
- sal y pimienta

Dirección:

1. Colocar la carne molida, el queso parmesano, los huevos, la sal y las especias en un recipiente y mezclar bien.
2. Armar las albóndigas con la mezcla, de aproximadamente 140 gramos cada una.
3. Es más fácil si mantienes las manos húmedas mientras armas las albóndigas.
4. Calentar el aceite de oliva en una sartén grande y saltear las albóndigas hasta se doren por todos lados.
5. Bajar el fuego y añadir los tomates enlatados.

93

6. Dejar hervir a fuego lento durante 55 minutos, revolviendo cada par de minutos.
7. Salpimentar al gusto. Añadir el perejil y revolver.
8. Puedes preparar el plato hasta aquí para congelarlo.
9. Derretir la mantequilla en otra sartén y freír las espinacas durante 5-10 minutos, revolviendo continuamente. Salpimentar al gusto.
10. Añadir las espinacas a las albóndigas.
11. Cubrir con queso mozzarella fresco, cortado en trozos del tamaño de un bocado.

Keto Mac E Queijo

Ingredientes

- Queijo creme de 350 gramas, cortado em cubos
- 7 chávenas de cheddar trituradas
- 2 chávenas de mozarela ralada
- Pimenta preta moída na altura

Topping/Cobertura

- Cascas de porco de 350 gramas., esmagadas
- 1/2 chávena de Parmesão acabado de ralar
- 2 colher de sopa de azeite extra-virgem
- 2 colheres de sopa de salsa recém picada, para guarnição
- Manteiga, para assar pratos

- 2 cabeças médias de couve-flor, cortadas em floretes
- 2 colheres de sopa de azeite extra-virgem
- Sal Kosher
- 2 chávena de creme de leite

Dirección:

1. Pré-aqueça o forno a 2 10 0 graus Fahrenheit.
2. Coloque em uma terrina.
3. Adicionar couve-flor e duas colheres de sopa de óleo a uma tigela grande.
4. Temperar com sal.
5. Espalhar couve-flor em duas grandes placas de cozedura.
6. Assar durante cerca de 55 minutos, ou até ficar tenro e levemente castanho.

7. Como a couve-flor está a assar, faça o creme.

8. Aqueça as natas numa panela grande em lume médio.

9. Deixar em lume brando e depois diminuir.

10. Acrescentar queijos e mexer até derreter. Retirar do calor.

11. Adicionar molho picante e temperar com sal e pimenta.

12. Dobrar em couve-flor torrada.

13. Mover a mistura para o prato de cozedura preparado.

14. Agitar courato de porco, parmesão e óleo numa tigela média. Polvilhar sobre a couve-flor e o queijo.

15. Cozer durante cerca de 45 minutos, ou até dourar.

16. Pode levar o forno durante cerca de 5 minutos depois.

17. Guarnição com salsa.

Cuscús De Coliflor Frita De Cerdo

- 2 cucharadita de jengibre recién rallado
- 2 diente de ajo, picado fino
- 7 tazas de cuscús de coliflor cocido frío
- 7 cucharadas de salsa de soja
- 5 a 10 cebolletas picadas
- 2 cucharaditas de aceite de oliva
- 2 huevos, batidos
- sal marina y pimienta negra recién molida
- 2 chuletas de cerdo deshuesadas, cortadas en cubos
- 2 cucharada de aceite de sésamo

Dirección:

1. calentar 4 cucharadita de aceite de oliva en una sartén profunda a fuego medio-alto hasta que quede brillante.
2. añadir los huevos, y cocinar, revolviendo, hasta que estén cocidos, aproximadamente 4 minuto.
3. transferir a un tazón pequeño.
4. aumentar el calor a alto, y añadir otra cucharadita de aceite de oliva a la sartén. añadir el cerdo, y saltear hasta que esté dorado y cocido, de 5 a 10 minutos.
5. transferir al tazón con los huevos.
6. calentar el aceite de sésamo en la misma sartén. añadir el jengibre y el ajo. saltear hasta que quede fragante, de 50 a 70 segundos. añadir el cuscús de coliflor, asegurándose de romper los grumos.

7. mezclar la salsa de soja y las cebolletas. añadir el cerdo y el huevo de nuevo a la sartén.
8. saltear hasta que el cuscús de coliflor se caliente a través de, de 2 a 2 minutos. servir caliente.

Sandwiches De Ensalada

Ingredientes:

- Aguacate 2
- Mantequilla 2oz.
- Queso Edam 4 onza.
- Lechuga Romana 4 oz.
- Tomates Cherry 4

Dirección:

1. Limpia la lechuga a fondo y conviértela en la base de tu sándwich.

2. Ponga un poco de mantequilla en las hojas de lechuga y agregue rodajas de tomate, queso y aguacate en la parte superior.

3. Es tan simple como esto y su cena está lista con esta comida rápida.

Albóndigas De Keto

Ingredientes

- 4 cucharadas de perejil recién picado
- 4 huevo grande, batido
- 4 cucharada de sal kosher
- y medio tsp. pimienta negra recién molida
- 4 cucharadas de aceite de oliva virgen extra
- 4 libra de carne molida
- 4 diente de ajo picado
- y media c. mozzarella rallada
- y un cuarto de parmesano recién rallado, además de más para servir

Para La Salsa :

- 2 dientes de ajo picados
- 2 (60 oz.) de tomates triturados
- 2 cucharada de orégano seco

- sal kosher
- pimienta negra recién molida
- 2 cebolla mediana, picada

Dirección:

1. En un tazón grande, combine la carne de res, el ajo, la mozzarella, el parmesano, el perejil, el huevo, la sal y la pimienta. en 310 albóndigas.
2. en una sartén grande a fuego medio, caliente el aceite.
3. añadir albóndigas y cocinar, girando ocasionalmente, hasta que estén doradas por todos los lados, unos 25 minutos.
4. retirar de la sartén y colocar en una placa forrada de toalla de papel.
5. En la misma sartén, agregue la cebolla y cocine hasta que esté suave, 15 a 20 minutos.
6. añadir el ajo y cocinar hasta que quede fragante, 4 minuto más. añadir

tomates y orégano y sazonar con sal y pimienta.

7. Agregue las albóndigas a la sartén, cubra y cocine a fuego lento hasta que la salsa se haya espesado, 310 minutos.

8. decorar con parmesano antes de servir.

Pollo Y Aguacate

Ingredientes

- Coles de Bruselas (2 taza, cocidas)
- Mango (1/2 taza, maduro)
- Pechuga de pollo (7 oz.)
- Sra. Aderezo rápido
- Hongos (2 taza)
- Aderezo de hierbas (2 cucharadas soperas)
- Aceite de oliva (1 cucharadita)
- Aguacate (2 /2)
- Jugo de lima (2 cucharada, recién exprimido)
- Espinaca bebé (7 tazas)
- Cebolla roja (2 rodajas)

Direcciones:

1. Ponga jugo de limón, mango y aguacate en una licuadora o procesador y mezcle.
2. Usa a la Sra. Sazone la pechuga de pollo con condimento para sazonar y coloque en la parrilla durante 45 minutos hasta que esté bien cocida.
3. Coloque el pollo en un plato y cúbralo con la salsa de aguacate.
4. Caliente la sartén y cubra con rocío de cocina, luego agregue los champiñones y saltee por 20 minutos, luego agregue las espinacas y cocine por 10 minutos o hasta que se marchiten.
5. Agregue la espinaca y los champiñones al plato y cubra con el aderezo; agregue los brotes y rocíe con aceite.

Huevos Con Tocino

Ingredientes*:*

- 10 oz de queso crema con toda la grasa
- 1/2 cucharadita de tomillo seco.
- 40 rebanadas de tocino.
- 20 huevos grandes hervidos.

Dirección:

1. Encienda el horno y precaliente a 250 °C. Primero deberá preparar el relleno de queso crema.
2. Por lo tanto, agregue el queso y el tomillo en un tazón pequeño.
3. Usarás una cuchara para mezclar esto bien.
4. Después de quitar las cáscaras de los huevos, cortar por la mitad y quitar la yema, ponga a un lado las yemas.
5. Agregue el relleno de queso crema a la mitad de cada clara de huevo y

luego cubra con la otra mitad del huevo.

6. Envuelva los huevos rellenos con dos rebanadas de tocino cada uno, asegúrese de envolverlos bien.

7. Coloque los huevos en una fuente para hornear y hornee durante 50 a 55 minutos.

8. Después de eso, sacar del horno y servir.

Pan Plano Bajo En Carbohidratos

Ingredientes:

10 cucharaditas de mantequilla;
2 pizca de sal marina;
1 taza de harina/polvo de arrurruz;
1 taza más una cucharada colmada de harina de almendras o de coco;
2 taza de leche de coco con toda la grasa, decorar

Dirección:

1. Batir todos los ingredientes en un tazón grande.

2. Debe tener la consistencia de panqueque, suelta y gruesa.

109

3. Si está demasiado suelto/delgado, agregues cucharadas de harina de arrurruz y harina de almendras para espesarla.

4. Si es demasiado espesa, agregues sólo una cucharada de leche de coco para adelgazar.

5. Precalientar una sartén antiadherente a fuego medio alto y luego rociar con un poco de aceite de oliva.

6. Agregues una taza de la masa al centro de la sartén.

7. Cocinar el pan plano hasta que esté firme y los bordes estén ligeramente dorados pero no crujientes; Esto debería tomar unos 10 minutos.

8. Usar una espátula para voltear el pan plano y cocinar el otro lado durante 5 a 10 minutos más hasta que ambos lados estén dorados.

9. Repetir esto para la masa de pan plano restante.

10. Una vez hecho, enfriar el pan plano en una rejilla para enfriar.

11. Mientras aún está caliente, cepillar el pan con la mantequilla para untar.

12. Disfrutas con tu cobertura deseada.

13. Guardes los restos de comida en el refrigerador por alrededor de 5 a 10 días.

Albóndigas Italianas

- 5 cucharaditas de sal
- 1 cucharadita de pimienta molida
- salsa
- 2 cucharadas (210 ,2 gramos) de aceite de coco
- 1 taza (2 210 mililitros) de caldo de res
- 2 lata (210 onzas, 10 10 10 mililitros) de tomates cortados en cubitos con líquido
- 2 libra de carne molida magra
- 2 libra de carne de cerdo molida
- 1 cebolla mediana, finamente picada
- 7 dientes de ajo finamente picados
- 2 cucharadita de albahaca seca
- 1 cucharadita de hojuelas de chile rojo
- 2 huevos, ligeramente batidos
- 1 taza de queso parmesano finamente rallado

1. Combine los ingredientes para la mezcla de albóndigas en un tazón grande y mezcle bien.
2. funciona mucho mejor con las manos húmedas.
3. Mida 4 cucharadas de mezcla y forme una bola.
4. repita con el resto de la mezcla. rinde alrededor de 45 albóndigas.
5. preparar la olla
6. Ponga la olla a presión en sofreír a temperatura alta.
7. Una vez caliente, agregue el aceite de coco para que se derrita.
8. Dorar las albóndigas en tandas, retirar y reservar.
9. agregue la cebolla, si la usa, a la olla y saltee hasta que esté transparente. agregue el ajo, si lo usa.
10. Vierta el caldo y revuelva para desglasar la olla.
11. agregue los tomates.

12. Vuelva a agregar las albóndigas, junto con la grasa que haya quedado.
13. cierre la tapa y trabe. sellar la válvula de presión.
14. Ponga a presión alta y cocine por 40 minutos.
15. luego liberación rápida.

Keto Frango Frito

Ingredientes

- 2 chávena de Parmesão acabado de ralar
- 4 colher de chá de alho em pó
- 2 colher de chá de paprica

Molho

- 2 chávena de maionese
- 4 colher e meia de chá de molho picante
- 20 peitos de frango com osso, com pele
- Sal Kosher
- Pimenta preta moída na altura
- 4 ovos grandes
- 2 chávena de creme de leite
- 1/7 chávena de farinha de amêndoa
- 4 chávena e meia de cascas de porco finamente esmagadas

Dirección:

1. Pré-aquecer o forno a 450 graus celsius.
2. Alinhar uma grande folha de cozedura com papéis de pergaminho.
3. Toalhas de papel secas de frango com paté. Tempere com sal e pimenta.
4. Bater os ovos e as natas juntos numa tigela pouco funda.
5. Combinar farinha de amêndoa, courato de porco, parmesão, alho em pó, e pimentão numa tigela separada.
6. Tempere com sal e pimenta.
7. Um de cada vez, mergulhar um pedaço de galinha na mistura de ovos e na mistura de farinha de amêndoa.
8. Pressionar a farinha de amêndoa para dentro.
9. Colocar na folha de cozedura preparada.

10. Cozer durante cerca de 450 minutos, ou até a galinha estar dourada e a temperatura interna ser de 100 graus celsius.
11. Como o frango está a assar, combine a maionese e o molho picante numa tigela de tamanho médio.
12. Pode ajustar a quantidade exata de molho picante com base no seu nível de picante preferido.

Espaguetis De Calabacín Bajos En Carbohidratos A La Boloñesa

Ingredientes

- 1/2 cdta. pimienta
- 2 cda. orégano seco o albahaca seca
- 2 cda. salsa Worcester
- Espaguetis de calabacín
- 800 g calabacines
- 2 cda. mantequilla o aceite de oliva
- sal y pimienta
- 2 cebolla amarilla
- 2 diente de ajo
- 900 g ramas de apio
- 900g carne molida de res
- 900 g mantequilla o aceite de oliva

- 2 cda. concentrado de tomate
- 500 g tomates picados
- 2 cdta. sal

Dirección:

1. Picar las verduras finamente.
2. Sofreír en mantequilla o aceite de oliva hasta que estén suaves y añadir la carne picada.
3. Saltear a fuego fuerte hasta que todo haya tomado un buen color.
4. Añadir el resto de los ingredientes, revolver y dejar hervir a fuego medio durante 4 horas.
5. Bajar el fuego un poco más.
6. Añadir agua si la salsa se espesa. Dejar hervir a fuego lento durante 35-40 minutos o más.
7. Cuanto más tiempo se cueza a fuego lento la salsa, mejor es el sabor.

8. Mientras tanto, preparar los espaguetis.
9. Usar un espiralizador, una mandolina o un pelador para hacer tiras largas y delgadas de calabacín.
10. Calentar una sartén y revolverlos rápidamente en mantequilla o aceite de oliva.
11. Un minuto es suficiente para evitar que se ablanden.
12. Probar la salsa y añadir más sal y pimienta si es necesario.
13. Servir los espaguetis calientes con la salsa caliente en por encima.
14. Terminar con un buen gratinado de queso parmesano.
15. Empieza tu prueba gratuita

Tarta De Yogur Esponjosa Sin Gluten

Ingredientes:

- 800 g maicena
- 2 cucharada de esencia de vainilla
- 90 ml edulcorante
- 2 pizca de sal
- 900 g yogur natural
- 14 huevos
- 1 de ralladura de limón

Dirección:

1. Precalentar el horno a 350º C, preparar el molde con papel encerado y aceite a los costados
2. Escurrir el yogurt en toallas de cocina sobre un colador apretando y

removiendo hasta que salga la mayor parte de agua sin quedarnos con menos de los 550g requeridos

3. Separa yemas y claras, reservando las últimas para después, vate con unas varillas manuales junto a la ralladura de limón, la maicena previamente tamizada y el edulcorante.

4. Después añade el yogurt hasta que nos quede una mezcla sin grumos.

5. Batir las claras hasta que casi llegue al punto de nieve y ve mezclando poco a poco y de manera envolvente la mezcla anterior para que las claras no pierdan su consistencia

6. Bacía en el molde, hornea a media altura durante 25 a 30 min aproximadamente, es normal que se infle, pero luego bajara al sacarlo del horno, se puede poner un poco de aluminio para que si cocción sea más rápida, solo hay que tener cuidado que no se queme deja enfriar a

temperatura ambiente un rato y después mete al refrigerador antes de decorar

Ensalada De Aguacate Con Camarones, Tomates Y Feta

Ingredientes*:*

• 1/2 taza de cilantro o perejil recién picado.

• 2 cucharadas de mantequilla (salada) derretida.

• 2 cucharada de jugo de limón.

• 2 cucharadita de aceite de oliva.

• Sal.

• Pimienta negra.

• Filete de ternera.

• 10 onzas de camarones pelados y desvenados.

• 2 aguacate cortado en cubitos.

• 2 tomate cortado en cubitos.

• 1/2 taza de queso feta desmenuzado.

Dirección:

1. Después de secar las gambas en seco, cubra las gambas con mantequilla derretida.
2. Coloque los camarones en una sartén que se calentó a fuego medio alto.
3. Asegúrese de que no se superpongan y cocine por un minuto, hasta que estén rosados alrededor de los bordes en cada lado.
4. Coloque los camarones cocidos en un plato para que se enfríen.
5. En un tazón grande, agregue el aguacate, tomate, queso feta, jugo de limón, hierbas, aceite de oliva, sal y pimienta.
6. Mezcle todo junto.
7. Luego agregue los camarones y mezcle suavemente.
8. Recuerde agregar sal y pimienta para su gusto deseado.

Ensalada De Huevo

Ingredientes:

- 2 aguacate mediano.
- Jugo de limón
- Sal.
- Pimienta.
- 20 huevos.
- 2 cucharada de mostaza Dijon.
- 1 taza de mayonesa.

Dirección:

1. Primero, tendrás que hervir los huevos.
2. Lo harás colocando los huevos en una cacerola y cubriéndolos con agua.
3. Lleve a ebullición el agua y hierva hasta que esté cocido o después de

hervir el agua, deje que los huevos descansen en el agua durante 50 a 55 minutos.

4. La cocción de los huevos se basa en su preferencia, cocínelos todo el tiempo que los necesite

5. Permita que se enfríen y luego retire las cascaras.

6. Posteriormente, debe picar los huevos duros en trozos pequeños y sazonar con sal y pimienta.

7. En un tazón, machaque el aguacate, espolvoree jugo de lima y luego sazone con sal y pimienta.

8. Luego mezcle la mayonesa, los huevos, la mostaza y las hierbas.

9. Sírvase cuando esté frío y disfrute.

Pan Plano De Queso

Ingredientes:

1 taza de queso cheddar,
rallado;
2 huevo;
2 cucharadas de crema de queso,
en cubos; 2 cucharaditas de condimento
picante;
2 pizca de sal;
10 cucharadas de harina de almendras;
¾ taza de mozzarella,
rallada; 1 cucharada de aceite de oliva

Dirección:

1. Precalientar el horno a 220°C (400°F).

2. Prepares tu bandeja para hornear forrándola con papel pergamino y luego cepillar con aceite de manera uniforme. Dejar de lado.

3. Mezcles el condimento, la sal marina, la harina de almendras y la mozzarella en un tazón mediano y luego agregues la crema de queso en cubos encima.

4. Microondas durante 450 segundos a temperatura alta y revuelvas luego microondas durante 50-55 segundos más y revuelvas nuevamente.

5. Agregues el huevo y mezcles hasta que esté completamente combinado

6. Coloques la masa sobre la bandeja para hornear preparada anteriormente y forme un rectángulo con la masa con las manos.

7. Espolvorear con el queso cheddar de manera uniforme.

8. Hornear hasta que el queso se derrita y el pan comience a dorarse; esto toma alrededor de 4 horas.

9. Rebanes y disfrutes.

Pastel De Carne Con Repollo

Ingredientes

- 4 pequeno jalapeno cortado
- 4 colheres de sopa de coentro recém picado
- 2 colher de chá de cominho
- 2 colher de chá de chili em pó
- Sal Kosher
- Pimenta preta moída na altura

- 40 fatias de bacon, cozido e esfarelado
- 4 abacates, picados, descascados e amassados
- Creme de Queijo 220 gramas
- Sumo de 2 lima
- 2 dente de alho, picado
- 1/2 de cebola vermelha, picada

Dirección:

1. Cozinhar bacon até ficarem estaladiços e esfarelados.

2. Pôr de lado.
3. Combinar todos os ingredientes exceto as fatias de bacon numa tigela grande.
4. 7 . Mexer até que a mistura seja mais suave.
5. Alguns bocados estão bem. Tempere com sal e pimenta.
6. Colocar a mistura no frigorífico durante cerca de 50 a 55 minutos para que possa endurecer ligeiramente.
7. Uma vez que a mistura tenha endurecido, colocar o bacon esmigalhado num prato grande.

8. Utilizar uma pequena bola de biscoito para colocar a mistura de guacamole sobre o bacon.
9. Enrolar a mistura sobre o bacon para que possa ser revestida com bacon.
10. Repetir até que todo o guacamole e bacon seja utilizado.
11. Armazenar no frigorifico.

Natilla De Vainilla

Ingredientes

- 120 ml (10 10 g) aceite de coco o mantequilla sin sal derretido
- 20 yemas de huevo
- 250 ml leche de almendras
- 4 cucharadita de extracto de vainilla

Dirección:

1. Bate las yemas con la leche de almendras, la vainilla y el edulcorante en un bol de metal.
2. Ve añadiendo poco apoco el aceite o la mantequilla asegurando que no esté muy caliente
3. colocar la mezcla a baño maría batiendo constantemente hasta que quede espeso, procura que el agua no

sobrepase los 60°c durante los primeros 10 minutos después bajar la flama y cocinar por otros 5 minutos sin dejar de batir en ningún momento

4. una vez listo puedes servirlo caliente o dejarlo enfriar en el refrigerador y batirlo antes de comer

Boloñesa De Ternera

Ingredientes:

- 1/7 de taza de crema pesada
- 4 lata (210 onzas) de puré de tomate
- zoodles, para servir
- 10 rodajas de tocino de corte grueso, picado
- 40 libras de carne molida
- sal marina y pimienta negra recién molida

Dirección:

1. añadir el tocino a una sartén fría y profunda, y colocar a fuego medio-alto.
2. cocine hasta que quede crujiente, girando una vez.

3. transferir a un tazón usando una cuchara ranurada.
4. desmenuzar la carne en la sartén. sazonar con sal y pimienta. cocine, revolviendo ocasionalmente, hasta que esté nado, de 15 a 20 minutos.
5. reducir el calor a medio-bajo.
6. remover la crema. cocine, revolviendo ocasionalmente, hasta que la crema se evapore en su mayoría pero la carne no esté seca, unos 30 minutos.
7. remover el puré de tomate, asegurándose de raspar cualquier trozo dorado de la parte inferior de la sartén. sazonar con sal.
8. llevar a ebullición. reducir el calor a bajo. cocine de 4 a 5 horas, revolviendo ocasionalmente (ver nota).
9. añadir unas cucharadas de agua, según sea necesario, para evitar que la salsa se pegue a la sartén.

10. unos 40 minutos antes de que la salsa esté lista, comienza a preparar los zoodles.

11. servir la boloñesa sobre los zoodles, con pecorino, si se desea.

12. Nota: una vez que añadas el puré de tomate a la sartén, puedes transferir la salsa a una olla de cocción lenta, y cocinar a fuego lento durante 7 a 10 horas.

www.ingramcontent.com/pod-product-compliance
Lightning Source LLC
Chambersburg PA
CBHW050731030426
42336CB00012B/1514